DES
RHUMATISMES

traitement

PAR LA MÉTHODE BROCARD.

RECUEIL D'EXPÉRIENCES SCIENTIFIQUES

Faites publiquement pendant plus de 36 années sur des Rhumatisants
de toute espèce,
tant dans les hôpitaux que dans la pratique civile.

PARIS.

IMPRIMERIE BAILLY, DIVRY ET C°.,
PLACE SORBONNE, 2.

1857

NOUVEAU TRAITEMENT

DU

RHUMATISME.

Impuissance de la médecine dans les rhumatismes *anciens* (invétérés ou opiniâtres). — Cause de cette impuissance. — Nouveau moyen expérimenté en France et à l'étranger. — Encouragements. — Nomination d'une Commission par l'Académie impériale de médecine. — Succès inespérés, même sur des rhumatisants déclarés incurables par des hommes de l'art. — Rapport fait par la Commission à l'Académie et lu en séance publique. — Rapport sur les expériences faites à l'hospice de la Salpêtrière sur des rhumatisants également considérés incurables par les médecins. — Délivrance d'un brevet d'invention pour ce nouveau procédé propre à la guérison des affections rhumatismales. — Certificats du médecin en chef, directeur de l'établissement thermal et de l'hôpital d'Aix, en Savoie, et d'autres praticiens distingués, ainsi que de rhumatisants ayant été guéris, quoique souffrant depuis de longues années.

De toutes les maladies qui affligent l'humanité, *il en est peu* qui la tourmentent et qui fassent autant le désespoir des médecins, que les affections rhumatismales. Les moyens employés jusqu'à ce jour pour les combattre ont été et sont toujours d'une insuffisance inqualifiable. Il suffit, pour s'en convaincre, de parcourir la liste nombreuse des spécifiques préconisés contre elles et abandonnés tour à tour. *Si la science parvient parfois* à soulager, *ce qui est rare*, ce n'est que dans des cas de rhumatismes aigus ou récents, devant avoir naturellement peu de durée, et encore n'est-ce qu'à l'aide de traitements longs et douloureux, tels que : vésicatoires, moxas, sétons, urtications, même l'application de fers rougis à blanc, etc., etc. Quant aux rhumatismes anciens ou chroniques, la médecine, malgré ses généreux efforts, est restée jusqu'ici entièrement impuissante même à les calmer.

Est-ce à dire pour cela qu'il faille considérer comme incurables les personnes atteintes de ces cruelles maladies ? Non, cent fois, non, disons-nous hautement ; aujourd'hui il n'est plus permis d'avoir une pareille pensée ; nous sommes, au contraire, profondément convaincu, que si jusqu'à présent tant de rhumatisants délaissés par les praticiens les plus habiles ont mis leurs douleurs au nombre de celles avec lesquelles il faut se résigner à vivre, faute de pouvoir s'en débarrasser, c'est qu'ils n'ont pas fait usage du spécifique antirhumatismal que nous expérimentons modestement, sans retentissement au dehors, avec des succès constants depuis plus de *trente-six années,* et que nous avons perfectionné par de longues et laborieuses études. Avant de le faire connaître dans la pratique, nous avons voulu qu'il ait fait ses preuves; il les a largement faites.

C'est ce remède que nous venons, en toute confiance et en toute conscience, recommander au public. Les guérisons nombreuses et incontestables que nous avons obtenues par son emploi, et dont quelques-unes sont relatées ci-après, ne permettent aucun doute sur son efficacité et sa supériorité, puisque nous avons constamment réussi, ainsi que nous allons en justifier, même sur des rhumatisants déclarés incurables depuis nombre d'années. Pour ôter toute prévention qui pourrait s'élever au sujet de la sincérité de notre assertion, nous donnons, plus bas, *les* copies sommaires de quelques certificats émanant de médecins honorables et de personnes bien posées et bien connues, qui ont eu recours à notre médication, après avoir inutilement employé, pendant longtemps, toutes celles habituellement mises en usage. On lira surtout avec attention les rapports qu'a rédigés la commission nommée par l'Académie de médecine pour suivre, de ses propres yeux, les expériences de notre traitement, sur des rhumatisants de toute espèce, dans les hôpitaux de l'Hôtel-Dieu et de la Salpêtrière à Paris; on verra les résultats merveilleux qui les ont suivis, les guérisons étonnantes et inespérées que nous y avons obtenues, les jugements favorables qui ont été portés, à ce sujet, par des hommes dont l'opinion fait foi, et qui occupent des positions scientifiques méritées. Par suite, nous avons obtenu un brevet d'invention pour notre nouveau procédé propre à la guérison des affections rhumatismales. Un brevet d'invention pour la préparation d'un médicament, est un titre qui offre toutes garanties et qui mérite toute confiance. Néanmoins, nous sommes loin de prétendre que notre médication soit une panacée universelle, guérissant indistinctement toutes douleurs quelles qu'elles soient ; mais nous la donnons comme composant un traitement rationnel éminemment curatif, n'augmentant jamais les douleurs, au contraire, les calmant toujours, guérissant parfaitement la grande généralité des rhumatismes et des névralgies, même les plus invétérés et les plus rebelles, et guérissant spécialement, dans les cas suivants :

1° Lumbago, ou douleurs de reins ;

2° Sciatiques rhumatismales ;

3° Sciatiques névralgiques ;

4° Toute espèce de névralgies ;

5° Tous rhumatismes musculaires ou articulaires ;

6° Tous rhumatismes articulaires, goutteux, siégeant dans les articulations des pieds et quelquefois celles des genoux ;

7° Les douleurs épicrâniennes, ou de la tête ;

8° Les torticolis ;

9° Toute douleur traumatique, par suite de coups, blessures, contusions, luxations, etc., etc.

10° Toute atrophie ou paralysie par suite de douleurs rhumatismales, etc., etc., etc.

Dans ces divers cas, peu d'heures, lorsque les douleurs sont aiguës ou récentes, rarement plusieurs jours quand elles sont anciennes ou chroniques, sont nécessaires pour constater l'efficacité de notre spécifique, quelle que soit la gravité de la maladie. Cette médication a en outre l'immense avantage d'être aussi inoffensive qu'énergique, aussi simple que facile ; l'enfant ou le vieillard, le plus faible comme le plus fort, peuvent, en toutes saisons, en faire usage avec une égale sécurité. Nous sommes trop pénétré de son efficacité, nous sommes trop convaincu des succès invariable qui suivent son emploi méthodique, particulièrement dans les affections que nous venons de désigner plus haut, pour craindre aucun contrôle ; nous serions, au contraire, heureux de le provoquer, certain d'avance qu'il ne ferait qu'augmenter sa juste réputation, et ajouter à la propagation d'une découverte utile, appelée à rendre d'immenses services à la science et à l'humanité.

Nous ne terminerons pas sans faire une remarque qui sera facilement comprise : c'est que pour traiter avantageusement et consciencieusement ces sortes d'affections, souvent si opiniâtres et si rebelles, il nous est nécessaire, quelquefois indispensable, de voir et d'entendre les malades, ou, tout au moins, de connaître bien clairement l'histoire de leurs douleurs.

Voici la copie sommaire des rapports sur les expériences faites publiquement à l'hospice de la Salpêtrière, à Paris.

M. Brocard ayant reçu l'autorisation d'employer sur quelques femmes de la Salpêtrière son mode de traitement contre les affections rhumatismales, je me suis chargé d'en suivre et d'en constater les effets.

Voici un extrait des notes que j'ai prises moi-même journellement auprès de ces malades.

HUIT femmes ont été traitées dans leur division, et un homme de service de la maison a été soumis au même traitement.

1° La femme PIAU, âgée de 64 ans, est affectée d'une douleur rhumatismale vive ayant son siége à la hanche gauche, au niveau du muscle tenseur de l'aponévrose ; elle la fait remonter à 30 ans. Elle l'attribue à ce qu'à cette époque elle faisait la cuisine dans une salle basse, en forme de cave. Cette douleur gêne considérablement la marche qui l'exaspère toujours. La femme Piau boite beaucoup : quand elle marche il faut qu'elle appuie sa main sur sa hanche douloureuse. Cependant, une pression un peu forte, la moindre contusion, y déterminent des douleurs très-vives.

6 juillet 1839. Un emplâtre du topique Brocard est appliqué sur le lieu douloureux à la hanche.

Dès le lendemain la malade dit qu'elle sent moins sa douleur.

10. — La marche est plus facile.

13. — Le mieux continue. Elle boite beaucoup moins.

18. — Elle ne sent plus que de petites douleurs en marchant.

Elle fait une grande course à Paris ; elle revient souffrant beaucoup de sa hanche.

20. — Les douleurs sont calmées de nouveau ; l'emplâtre est tombé ; on en applique un second. Le mieux continue sans interruption.

2 août. Un troisième emplâtre est appliqué.

7. — La malade n'éprouve plus aucune douleur. On peut presser fortement la hanche sans y réveiller aucune douleur.

25 novembre. Quatre mois se sont écoulés depuis le dernier traitement. Cependant les douleurs ne se sont pas remontrées, même pendant l'invasion du froid qui a été très-vif il y a un mois. Cette femme boite encore légèrement ; mais elle marche agilement, sans peine aucune. La pression de la hanche n'est nullement douloureuse.

Rhumatisme goutteux.

2° BARBIER, âgée de 66 ans, ancienne vivandière de la grande armée de Russie.

Elle a gagné au bivouac, dans la retraite de Moscou, il y a 27 ans, des douleurs rhumatismales aux pieds et aux genoux, qui ne l'ont pas quittée depuis.

Elle est entrée à Saint-Louis pour ses douleurs, en 1833 ; elle y a pris des bains de vapeur, etc., sans en éprouver aucun soulagement. Les douleurs sont très-vives ; la nuit surtout elles sont insupportables ; elles déterminent des insomnies. La malade est obligée de quitter son lit. Les articulations du cou-de-pied sont un peu rouges et gonflées. On est incertain si ce ne serait pas la goutte.

6 juillet. On applique une emplâtre du topique Brocard à chaque pied.

La malade souffre un peu moins la nuit suivante.

13. — Elle dort très-bien toutes les nuits. — Le jour il n'y a plus que de légères douleurs.

18. — Elle dit qu'elle n'éprouve plus rien de ses anciennes douleurs ; mais il est survenu autour des pieds et du bas des jambes une rougeur érésipélateuse.

24. — Plus de rougeur.

7. août. Il n'y a plus ni rougeur ni gonflement ; les douleurs ne reviennent plus que par légers ressentiments. Bon sommeil la nuit. Barbier a pu se fatiguer sans que ses douleurs reparaissent.

25 novembre. Il y a quatre mois qu'elle est guérie. Elle assure qu'elle ne s'est plus ressentie en rien de ses douleurs, pas même pendant les froids rigoureux que nous venons de traverser. Elle marche bien et sans souffrir ; les cous-de-pied ne sont plus douloureux, même à la pression.

Il importe de faire remarquer que ce cas avait paru présenter plutôt les caractères de la goutte que d'un simple rhumatisme.

Lumbago chronique, ou douleur de reins.

3° COEURET, âgée de 75 ans.

Il y a vingt ans qu'à la suite d'un effort brusque cette femme a été prise d'une douleur lombaire qui ne l'a pas quittée depuis.

Il y a cinq ans, elle est entrée pour cela à l'hôpital Saint-Antoine, où des ventouses lui ont été appliquées aux lombes, etc., et sans aucun résultat.

6 juillet. Un large emplâtre du topique Brocard est appliqué sur l'épine lombaire.

Dès le lendemain, la malade trouve sa douleur diminuée.

10. — Elle se baisse plus facilement.

13. — Elle peut maintenant se chausser, mettre ses jarretières très-facilement, tandis qu'auparavant elle éprouvait les plus grandes peines.

18. — Elle n'éprouve plus qu'un peu de difficulté à se relever, quand elle est baissée.

24. — On remet un deuxième emplâtre.

7 août. Elle affirme ne plus éprouver à aucun instant aucune douleur ; elle a pu, il y a trois jours, faire une course longue et fatiguer sans s'en ressentir en rien ; elle se baisse et se relève très-naturellement.

25 novembre. Depuis quatre mois que cette femme est parfaitement guérie, les douleurs n'ont pas reparu, même pendant les plus grands froids que nous venons d'éprouver. Il n'y a également plus de douleur la nuit. Cette femme n'éprouve aucune peine à se baisser ni à se relever.

Lumbago chronique.

4° MAURICEAU, âgée de 77 ans.

Cette femme est affectée, depuis huit ans, d'une douleur lombaire assez vive, continue, et qui rend les mouvements très-difficiles.

9 juillet. Un emplâtre du topique Brocard est appliqué sur la région lombaire.

13. — Les douleurs ont un peu diminué.

16. — La malade ne ressent plus aucune douleur.

7 août. Les douleurs n'ont point reparu.

Lumbago chronique.

5° LACORDE, âgée de 79 ans.

Cette femme est affectée, depuis dix ans, de douleurs lombaires, s'étendant aussi dans les deux cuisses. Elle ne sait point leur assigner de cause. Cependant les douleurs sont assez vives, continues, et gênent considérablement tous mouvements. Elle a été soumise à bien des traitements, mais sans résultat.

9 juillet. On applique un emplâtre du topique Brocard sur la région lombaire.

13. — Les douleurs ont considérablemenl diminué.

16. — La malade n'éprouve plus aucune douleur.

7 août. Les douleurs n'ont point reparu.

6° VAUQUELIN, âgée de 68 ans.

Cette femme est affectée depuis quatorze ou quinze ans de douleurs rhumatismales occupant surtout la région lombaire gauche, mais s'étendant de là autour du tronc et dans les cuisses. Les douleurs sont toujours augmentées par la marche ; elles l'empêchent de se baisser. Les douleurs sont vives, surtout la nuit, et la privent de sommeil.

9 juillet. On pose un emplâtre du topique Brocard sur la région lombaire.

10. — La malade trouve ses douleurs un peu diminuées.

13. — Il n'y a de diminution notable des douleurs qu'au niveau de l'emplâtre ; sur tous les points qu'il ne recouvre pas, elles sont peu modifiées.

18. — On pose un deuxième emplâtre.

20. — Plus de douleurs la nuit. Elle fait un long voyage à Paris, qui la fatigue beaucoup.

24. — Mieux notable, et qui continue les jours suivants.

7 août. Il n'y a plus de douleur, la malade marche et se baisse facilement.

25 novembre. Quatre mois se sont écoulés depuis la guérison de cette malade. Elle ne souffre aucunement, ni depuis le mauvais temps.

Il y a huit jours elle a eu un grand froid dans un bain ; depuis lors elle est mal à son aise ; elle n'a pas encore pu, dit-elle, se réchauffer. Cependant elle ne ressent en rien ses anciennes douleurs.

7° LAMPRIER, âgée de 72 ans.

Il y quatre mois, il lui est survenu seulement, et sans cause apparente, des douleurs rhumatismales dans les lombes. Elle a de la peine à se baisser et à se relever.

18 juillet. Un emplâtre du topique Brocard est posé sur la région lombaire.

Amélioration dès le lendemain.

24. — Elle se baisse assez facilement.

1er août. On applique un deuxième emplâtre.

7. — Le mieux continue.

8° FAUVET, âgée de 48 ans.

Il y a huit ans, cette femme a commencé à éprouver des douleurs rhumatismales dans les reins et dans les jambes.

Il y a quatre ans, à l'époque où elle a cessé d'être réglée, elle a commencé à se courber en avant; depuis, la maladie a sans cesse fait des progrès. Aujourd'hui cette femme est courbée à angle droit, et il lui est impossible de se redresser le moins du monde. Les douleurs sont très-vives; la nuit elles l'empêchent de dormir. Les douleurs lombaires vont toujours croissant; elle ne peut se mouvoir que très-difficilement et à l'aide d'un bâton qu'elle tient des deux mains, encore faut-il qu'elle soit soutenue par deux aides.

Il y a plusieurs années des cautères lui ont été appliqués aux lombes, à l'hôpital de l'Hôtel-Dieu et dans le service de M. Récamier, mais sans aucun résultat.

10 juillet. Un large emplâtre du topique Brocard est appliqué sur l'épine lombaire.

Dès le lendemain, douleurs moindres, la nuit surtout.

14. — Elle est un peu moins courbée, et les mouvements sont plus libres.

18. — Deuxième emplâtre. On en applique deux autres aux genoux.

22. — La malade est assez redressée pour pouvoir marcher avec des béquilles, ce qui ne lui était pas arrivé depuis plusieurs années.

7 août. La nuit, plus de douleurs. Les jambes et les lombes acquièrent toujours plus de force et de mobilité. La malade est encore courbée; mais l'angle qu'elle décrivait en avant, de droit qu'il était, est devenu très-obtus.

25 novembre. Quatre mois se sont écoulés depuis le dernier traitement sans réapparition des douleurs. Ce cas est de tous le plus remarquable de beaucoup et le plus certain. On vient de voir que cette femme était courbée à angle droit, ne pouvant même se servir de béquilles, et se traînant parfois dans l'espace de cinq ou six pas en se tenant des deux mains à un bâton, et il fallait encore qu'elle soit soutenue par deux aides. La nuit, elle était privée de

sommeil, et ses douleurs lui arrachaient, au moindre mouvement, des cris qui troublaient le repos de ses voisines.

Elle s'est peu à peu redressée, non pas complétement, mais de manière à rendre de plus en plus obtus l'angle qu'elle décrivait en avant. Elle s'est fait faire des béquilles, qu'il a fallu peu à peu allonger. Aujourd'hui elle marche sans souffrir, sort de son dortoir. Elle dort la nuit très-paisiblement.

Rhumatisme aigu.

9° J. GIRAC, garçon de chantier à la Salpêtrière, âgé de 55 ans.

Le 14 juillet, en se baissant pour mesurer du charbon, il sentit quelque chose craquer dans ses reins, et aussitôt une douleur lombaire très-vive qui ne le quitta plus. Il vint me trouver quatre jours après. Il y avait, au niveau de la quatrième vertèbre lombaire, un point très-douloureux, assez sensible à la pression ; le malade marchait avec peine et ne pouvait aucunement se baisser.

Un emplâtre du topique Brocard fut appliqué sur le point douloureux, le 15 juillet, à midi. Dès le lendemain, ce malade put travailler depuis les six heures du matin. Toute douleur avait disparu.

RÉSUMÉ.

Dans un cas de lumbago aigu, il y a eu guérison complète en quelques heures.

Sur huit cas de rhumatismes chroniques, il y a eu cinq fois disparition des douleurs. Trois de ces cas en particulier étaient très-anciens et très-graves.

Quatre de ces malades présentent une guérison à peu près complète.

La cinquième, bien qu'elle ne soit pas entièrement guérie, a fourni l'observation la plus remarquable, à cause de l'excès de son mal et du soulagement inespéré que l'on a obtenu.

Dans les trois autres cas, il y a eu soulagement notable, et, si le soulagement obtenu d'abord n'a point progressé comme chez les autres malades, il convient de faire remarquer que l'on n'a pas pu insister sur les applications d'emplâtre. Il est permis de croire que s'il y avait eu possibilité de traiter méthodiquement ces dernières femmes, on aurait obtenu chez elles des résultats aussi satisfaisants que ceux que nous ont fournis les autres malades, bien plus gravement atteintes.

Le soulagement s'est toujours montré dès le lendemain de l'application.

Quant aux inconvénients qui peuvent résulter de l'emploi du topique antirhumatismal Brocard, ils nous ont paru nuls. Dans la plupart des cas, les malades se plaignent d'une sensation de chaeur ou de démangeaison qu'il est facile de faire cesser instantanément.

Fait à l'hospice de la Salpêtrière, à Paris, les 11 août et 25 novembre 1839. — Signé : D. F..., interne de quatrième année.

EXTRAIT du rapport remis et lu à l'Académie de médecine, par la commission nommée par elle pour suivre les expériences publiquement faites par M. Brocard, dans les hôpitaux de Paris, et en constater les résultats:

« Messieurs,

« Mû par une heureuse inspiration philanthropique, M. Brocard a travaillé pendant un grand nombre d'années à composer, expérimenter et perfectionner son topique antirhumatismal, et il est parvenu à en faire un spécifique si souverain, d'une efficacité tellement incontestable, qu'il a demandé un brevet d'invention pour sa préparation.

« M. le ministre du commerce, par sa lettre du 10 juillet, demande l'avis de l'Académie sur cette nouvelle médication.

« M. Brocard nous a paru être d'une entière bonne foi; rien n'est plus sérieux que sa conviction que son topique est le remède le plus efficace, et qu'il doit sa grande efficacité à la manière dont il est composé.

« En thérapeutique, il ne faut jurer que par des faits !

« En conséquence, des essais ont eu lieu publiquement à l'Hôtel-Dieu et à la Salpêtrière, sous l'inspection des médecins attachés à ces hôpitaux.

« Voici les résultats :

« Nous ne parlerons pas de lumbagos récents, que le topique de M. Brocard a fait disparaître en quelques heures ! C'était dans des càs de rhumatismes chroniques invétérés, etc., qu'il importait de constater l'effet de ce remède !

« Il a donc été employé sur *douze malades* affectés de rhumatismes chroniques et invétérés, dont les maladies graves, anciennes, avaient résisté à tous les traitements connus, et persistaient, depuis plnsieurs années chez dix d'entre eux ; chez les deux autres, elles remontaient à quatre et huit mois.

« Tous ont éprouvé un soulagement assez prompt, et chez neuf d'entre eux, sous l'influence des applications réitérées trois ou quatre fois, à dix ou douze jours d'intervalle, l'amélioration a été progressive et a été portée jusqu'à une guérison qui a paru complète !.... Chez les trois autres, il y a eu soulagement notable, et si le soulagement obtenu d'abord n'a point progressé comme chez les premiers, c'est de la faute de ces derniers, et non celle du remède !

« Ces faits méritent sans doute d'être remarqués, et ils appellent l'attention sur les effets qu'on pourrait obtenir dans des cas de rhumatismes invétérés qu'on néglige trop souvent, à raison de leur ancienneté, par l'emploi d'une stimulation modérée, habilement étendue et méthodiquement continuée ; sous ce rapport, le topique de M. Brocard, étant propre à produire ce mode d'action, peut être rangé parmi les moyens utiles et avantageux dont le praticien puisse disposer !.. »

Les guérisons que nous avons obtenues à l'Hôtel-Dieu, salle Saint-Antoine, ne sont pas moins remarquables que celles de la Salpêtrière ; comme le rapporteur les a généralisées, nous pouvons nous borner à en détailler seulement quelques-unes.

Première Observation.

Au numéro 84 est couché un ancien militaire, âgé de 56 ans, atteint depuis deux années de douleurs rhumatismales articulaires générales fébriles ; il était entièrement paralysé, ne pouvant plus sortir de son lit, et constamment en proie aux douleurs les plus aiguës.

Le quatrième jour de notre traitement, il peut se lever et se promener dans la salle ;

Le quinzième jour, il se promenait dans les cours ;

Le trente-sixième jour, il était radicalement guéri.

Deuxième Observation.

Au n° 20 était couché un cultivateur, âgé de 30 ans, depuis deux ans et demi atteint d'une sciatique à la cuisse droite, qui lui faisait souffrir les douleurs les plus aiguës et lui paralysait le membre malade. Tout mouvement était impossible.

Le troisième jour de notre traitement, il marchait dans la salle, et le vingtième jour il sortait entièrement guéri.

Ces deux malades avaient déjà subi, sans aucun succès, les traitements connus et sous la direction d'un médecin dont le zèle égale les connaissances. Déclarés incurables, ils devaient partir le même jour où l'on commença notre traitement ; leur départ fut donc suspendu, et ils ne sortirent que guéris.

Troisième Observation.

Au n° 63 était couché un marchand ambulant, âgé de 28 ans, affecté d'une sciatique avec une contraction extrême des muscles. Il éprouvait des douleurs atroces, ne pouvant se mouvoir, depuis huit mois, qu'à l'aide de béquilles. Il avait déjà été traité sans succès à l'hôpital de la-Pitié et à celui de Saint-Louis.

Après douze jours de notre médication, il pouvait déjà faire quelques pas sans béquilles, et n'éprouvait plus de douleur.

Le trentième jour, il était complétement guéri.

Nous devons même observer que le traitement eût été moins long, si ce malade ne se fût exposé au froid humide des cours, où il séjournait trop longtemps, oubliant tout pour satisfaire sa passion du jeu.

Quatrième Observation.

Au n° 59 était un ouvrier chapelier, âgé de 30 ans, affecté d'un rhumatisme articulaire chronique très-opiniâtre, qui avait affecté d'une manière fort grave spécialement les articulations des genoux, des pieds, et surtout celle du poignet gauche, qui avait été si fortement frappée, que l'avant-bras et la main étaient complétement paralysés. Il ne pouvait faire quelques pas qu'à l'aide de béquilles, même très difficilement, et encore soutenu par des aides.

Ce jeune homme était tombé malade à Dijon, où il avait subi un traitement de neuf mois sans succès ; de là, il fut envoyé aux eaux de Barrége, où il resta six semaines, d'où il revint à Paris, dans l'état que nous venons de faire connaître.

Adressé à l'hôpital de la Pitié, il y fut traité pendant quatre mois ; *ne trouvant point* d'amélioration dans *son état* alors, il fut envoyé à Saint-Antoine, où il subit un nouveau traitement pendant cinq mois sans résultat. Regardé comme incurable, on l'envoya à l'Hôtel-Dieu pour se soumettre à notre méthode spéciale.

Le septième jour de notre médication, l'avant-bras et la main paralysés avaient repris une grande partie de leurs mouvements ;

Le onzième jour , il pouvait se promener sans béquilles. Toutes douleurs avaient disparu.

Le vingtième jour, la main et les jambes avaient repris toutes leurs forces et leur mobilité.

Le vingt-neuvième jour, il quitta l'hôpital, parfaitement guéri.

Cette guérison inespérée parut tellement remarquable au médecin en chef de la salle, qu'il déclara publiquement que nul moyen connu jusqu'alors n'aurait produit un pareil résultat.

Il est inutile de citer les autres faits, puisqu'ils sont analogues à ceux qui précèdent ; nous pensons que ceux-ci sont assez nombreux pour éclairer tout lecteur impartial et judicieux.

EXTRAIT du Brevet d'invention qui a été délivré après les rapports qui précèdent.

Brevet d'invention, de perfectionnement et d'importation , établis par les lois des 7 janvier, 25 mai 1791.

Vu la requête de M. Brocard, vu aussi les lois des 7 janvier et 25 mai 1791 ;

Le ministre secrétaire d'État, etc., s'étant assuré que toutes les formalités prescrites par ces deux lois ont été remplies par M. Brocard, a fait délivrer ce certificat de sa demande d'un brevet d'invention de 15 ans pour un nouveau procédé propre à la guérison des affections rhumatismales, demande dont il lui est provisoirement donné acte, en attendant que, suivant les dispositions de l'arrêté du Gouvernement du 5 vendémiaire an IX (27 septembre 1800), ledit brevet soit devenu définitif par ordonnance de Sa Majesté, et proclamé par l'insertion de sa spécification au *Bulletin des lois*.

Pour le ministre, le sous-secrétaire d'Etat , signé : Billault.

ORDONNANCE ROYALE.

Louis-Philippe , roi des Français, etc.

Article premier. Les personnes dénommées ci-après sont brevetées définitivement.

M. Brocard, auquel il a été délivré, le 18 juin dernier, le certificat de sa demande d'un Brevet d'invention de 15 années pour son nouveau procédé propre à la guérison des affections rhumatismales.

Signé : Louis-Philippe. Par le roi.

. M. Despines, docteur en médecine et directeur des eaux thermales et de l'hôpital d'Aix, en Savoie, depuis 35 années, ayant exprimé le désir de voir expérimenter notre médicament dans cet établissement avec sa participation, nous nous rendîmes à son invitation. Voici à ce sujet, la copie sommaire d'une lettre de cet honorable praticien.

Etablissement royal des bains d'Aix, en Savoie.

« Aix-les-Bains, le 10 juin 1841.

« Monsieur et très-honoré confrère ,

« J'ai l'honneur de vous écrire au sujet de M. Brocard, que nous avons eu le plaisir de posséder ici cinq jours ; il a eu la bonté de faire, sous mon inspection, quelques expériences de son topique emplastique dans notre hôpital , et celle de ne rien exiger, ce dont nous lui sommes fort redevables, parce que les essais ont réussi chez tous nos malades, et ce topique peut devenir un puissant auxiliaire dans l'application de nos eaux.

M. Brocard à eu l'obligeance de traiter huit rhumatisants dans notre hôpital. Tous ont éprouvé une prompte amélioration ; quelques-uns annoncent déjà la disparition de leurs douleurs, et les autres, l'espérance d'une prochaine guérison , etc. Signé : A. Despines. »

Parmi les huit rhumatisants cités, se trouvait un vieillard de 73 ans, affecté de douleurs lombaires s'étendant dans les hanches et dans les cuisses. Les mouvements étaient très-difficiles , la force des reins et celle des cuisses tellement amoindrie que, depuis 24 ans, il ne pouvait faire un pas sans être soutenu par deux béquilles. Depuis 17 ans, il venait régulièrement, chaque année, prendre les eaux pendant une saison de 25 jours, mais sans amélioration.

Le 5 juin 1841, on posa des emplâtres du topique Brocard sur les reins et sur les hanches.

Le troisième jour, il ne souffrait presque plus et pouvait marcher sans béquilles.

Le onzième jour, il était parfaitement guéri.

Je soussigné, Courbe, docteur en médecine, doyen des médecins du canton de Montbenoît, arrondissement de Pontarlier, ancien médecin des épidémies de cet arrondissement, certifie sur l'honneur : qu'il y a 2 ou 3 ans, j'appris par la renommée, que M. Brocard préparait un topique antirhumatismal d'une efficacité incontestable. Je m'adressai à lui pour le prier de m'en remettre ; il m'en remit et m'indiqua la manière d'en faire usage sur mes malades. Dès lors, je l'ai employé sur nombre de rhumatisés souffrant depuis un an jusqu'à 20 ans. J'ai toujours obtenu un complet succès ; ceux qui n'ont pas été complétement guéris par la première application ont été bien soulagés, et il est rarement arrivé d'être obligé d'en mettre une troisième pour obtenir une entière guérison.

Il est aussi à ma connaissance que nombre de rhumatisés ont été parfaitement guéris par M. Brocard, quoique souffrant depuis longues années et ayant tenté, mais inutilement, de se faire guérir par les docteurs les plus célèbres de ce pays.

Le tout fait et vu par moi-même ; en foi de quoi j'ai délivré la présente attestation, pour servir et valoir ce que de droit, ainsi que pour rendre hommage à la vérité. Montbenoît, ce 25 juin 1838. — Signé : Courbe. — Vu pour légalisation, etc.

Je soussigné Baverel, docteur en médecine, demeurant à la Chaux, déclare avoir employé le topique de M. Brocard sur un grand nombre de personnes atteintes de rhumatismes chroniques, qui, en général, ont été guéries. Ce que j'affirme sincère et véritable. — A la Chaux, ce 11 août 1838. — Signé : Baverel. — Vu pour légalisation, etc.

Je soussigné, médecin de la Faculté de Paris, demeurant à Recologne (Doubs), déclare avoir employé sur plusieurs sujets affectés de rhumatismes aigus et chroniques, le topique emplastique dit antirhumatismal, inventé et préparé par M. Brocard, et en avoir obtenu constamment un heureux résultat, notamment chez trois malades dont les douleurs avaient résisté, depuis plusieurs années, aux divers traitements connus et employés jusqu'à ce jour, même par les premiers médecins de la capitale ; la durée du traitement n'a jamais dépassé 20 à 30 jours ; quelques malades ont été soulagés de suite après l'application du topique.

Le présent certifié sincère et véritable à Recologne, le 1er juillet 1838. — Signé : Caresche, docteur en médecine de Paris. — Vu pour légalisation, etc.

Je soussigné, Belot (Constantin) médecin, demeurant à Nods, déclare que, dans le courant de 1835, j'appris par la renommée que M. Brocard appliquait un topique antirhumatismal, d'une efficacité constante; je le priai donc d'avoir la complaisance de m'en remettre; dès que je l'eus reçu, je l'employai avec un succès qui a dépassé de beaucoup mes espérances; j'ai obtenu des guérisons de rhumatismes chroniques et de sciatiques qui avaient résisté à tous les moyens de l'art. Depuis, je lui ai fait plusieurs demandes, et j'obtins toujours les mêmes avantages.

C'est pourquoi je délivre le présent certificat, que je déclare être l'expression de la vérité. Nods, le 22 août 1838. — Signé : C. Belot. — Vu pour légalisation, etc.

Je soussigné, Baverel (Apollon), médecin à la Chaux-du-Gilley, certifie avoir employé avec succès, chez plusieurs personnes affectées depuis longtemps de rhumatismes chroniques, le topique antirhumatismal de M. Brocard. En foi de quoi j'ai délivré la présente attestation pour rendre hommage à la vérité et valoir ce que de droit. La Chaux, le 20 juin 1838. — Signé : A. Baverel. — Vu pour légalisation, etc.

Je soussigné, Trouttet (Pierre-Albin), pharmacien reçu par la Falculté de Paris, demeurant à Besançon, Grande-Rue, n° 39, déclare : qu'en 1835, M. Brocard a fait dans mon officine un dépôt de son topique dit antirhumatismal.

En ayant fait part à plusieurs docteurs en médecine de cette ville, ils en ont fait part à leurs malades et leur en ont prescrit l'usage. Tous, après l'avoir employé, m'ont déclaré en avoir obtenu de prompts et efficaces résultats.

En foi de quoi j'ai délivré la présente attestation, à Besançon, le 25 avril 1838. — Signé : Trouttet. — Vu pour légalisation, etc.

Je soussigné, Cattet, médecin vétérinaire breveté, de l'École vétérinaire de Lyon, résidant à Pontarlier (Doubs), déclare avoir employé le topique antirhumatismal préparé par M. Brocard, en septembre 1835, sur la personne de mon père, âgé de 60 ans, atteint d'un rhumatisme à la cuisse droite, passé depuis plus de 10 ans à l'état chronique, et devant lequel les liniments, emplâtres, frictions et autres médicaments employés par plusieurs savants docteurs du pays avaient échoué; après deux applications à environ douze jours d'intervalle, le malade s'est trouvé soulagé d'une manière étonnante, et, petit à petit, il a cessé de ressentir aucune douleur rhumatismale dans aucune partie du corps. Depuis cette époque, il marche sans bâton, et ne fatigue pas plus de cette jambe que de l'autre, rhumatisée.

En foi de quoi j'ai rédigé le présent, pour rendre hommage à la vérité, et justice à l'efficacité du topique préparé par M. Brocard. Pontarlier, le 18 août 1838. — Signé : Cattet, vétérinaire. — Vu pour légalisation, etc.

Je soussigné, Renès de Laplanche, pharmacien à Besançon, Grande-Rue, n° 76, certifie que M. Brocard a fait dans mon officine un dépôt de topique antirhumatismal, et que tous les médecins qui en ont prescrit l'usage m'ont déclaré en avoir obtenu les meilleurs résultats.

Je donne avec plaisir ce témoignage, persuadé que ce topique antirhumatismal peut rendre beaucoup de services à l'humanité. Besançon, le 28 août 1838. — Signé : Renès de Laplanche. — Vu pour légalisation, etc.

Je soussigné, Dornier, maire depuis plus de 20 ans de la commune de Montbenoît, chef-lieu de canton, déclare sur l'honneur, qu'en 1836 je fus atteint, au bras droit et à la cuisse gauche, de rhumatisme si violent et si opiniâtre, que je perdis la force pour pouvoir marcher et même l'appétit, tant les douleurs étaient vives; souffrances que j'ai vainement tenté de combattre par des remèdes que m'indiquaient différents médecins consultés à cette fin. Alors j'eus recours au topique de M. Brocard, dont l'efficacité était publiquement connue; j'en demandai et fis l'application sur les points douloureux; huit jours après j'étais radicalement guéri et je n'ai rien éprouvé depuis. J'ajoute qu'à partir de ce jour, j'ai adressé une infinité de rhumatisants à M. Brocard, et que tous m'ont déclaré qu'ils n'oublieraient jamais la reconnnaissance qu'ils lui doivent pour les avoir débarrassés de leurs douleurs.

En témoignage de quoi j'ai délivré le présent certificat, à la mairie de Montbenoît, le 21 juin 1838. — Signé : Dornier.

Moi, Benjamin Tournier, ancien maire de la commune de Lalongeville, atteste qu'en 1833 j'eus du rhumatisme dans les deux épaules. Malgré les soins des médecins, les douleurs ne firent qu'augmenter jusqu'en 1837; à cette époque, les docteurs m'abandonnèrent, mais j'appris par la chronique que M. Brocard composait un remède qui guérissait parfaitement; j'en envoyai chercher et en fis l'application: douze jours après, je fus entièrement guéri, et n'ai pas revu mes douleurs depuis.

Ce que j'atteste sincère et véritable, le 20 juillet 1838. — Signé, Tournier. — Vu pour légalisation, etc.

Nous soussigné, maire de la commune des Gras (Doubs), certifions qu'il est à notre connaissance que plusieurs habitants de cette commune ont fait usage du topique antirhumatismal de M. Brocard, et qu'ils en ont tous obtenu un succès complet.

Mairie des Gras, le 22 août 1836. — Signé : Garnache, maire.

Je soussigné, P.-F. Nicod, fabricant aux Gras, déclare que, dans le courant d'octobre 1835, je souffrais de douleurs rhumatismales dans les épaules depuis plusieurs années, et que les docteurs du pays n'avaient pu me procurer de soulagement. M. Brocard m'a guéri en quelques jours sans que depuis j'aie éprouvé la moindre douleur ; ce que j'atteste sincère et véritable, ce 10 janvier 1836. — Signé : P.-F. Nicod. — Vu pour légalisation, etc.

Je soussigné, Corneille, ancien officier de l'empire, ancien notaire et ancien chef de bataillon de la garde nationale de la ville de Morteau, affirme sur l'honneur qu'en juin 1835 je fus atteint d'une sciatique à la cuisse gauche et de rhumatisme chronique à la cuisse et à la jambe droite. Je consultai à cet effet les meilleurs docteurs du pays et suivis exactement leurs prescriptions ; mais, après six semaines d'horribles souffrances, et désespérant de ma guérison, des amis m'indiquèrent M. Brocard comme seul apte à me procurer du soulagement, que j'éprouvai d'ailleurs 24 heures après l'application de son remède, et, au bout de huit jours, je pus (de paralysé que j'étais) vaquer à mes occupations, n'éprouvant plus de douleurs et n'en ai point ressenti depuis. Ce que j'affirme sincère et véritable, ce 11 août 1838. — Signé : Corneille. — Vu pour légalisation, etc.

Je soussigné, Girod, percepteur des contributions directes à Arc-sous-Cicon, déclare que, depuis plusieurs années, ma femme était en proie à des douleurs rhumatismales dans les articulations des pieds et des mains. Ayant consulté plusieurs médecins sans résultat, je demandai de l'excellent remède de M. Brocard ; huit ou dix jours après son application les douleurs étaient entièrement disparues ; elles ne se sont pas montrées depuis ce temps. En foi quoi j'ai délivré le présent pour rendre hommage à la vérité, ce 14 août 1838. — Signé : Girod. — Vu pour légalisation, etc.

Je soussigné, J.-B. Dumont, propriétaire, électeur et directeur des Messageries de Besançon, à la Chaux-de-Fonds, atteste en toute sincérilé que, le 20 août, je fus affecté d'une sciatique si violente et si opiniâtre, que je ne pouvais me mouvoir qu'à l'aide de deux béquilles et difficilement, éprouvant des douleurs terribles. Sachant que M. Brocard possédait un remède d'une grande efficacité pour ces sortes de maladies, j'en fis appliquer sur la partie malade ; quelques heures après j'étais radicalement guéri. Morteau, ce 30 août 1838. — Signé : J.-B. Dumont. — Vu pour légalisation, etc.

Je soussigné, Béliard, propriétaire, électeur et ancien maire de la commune du Châtelet, certifie que, depuis environ dix ans, ma mère souffrait horriblement de douleurs rhumatismales, depuis la taille jusqu'aux extrémités inférieures ; les traitements exactement suivis de plusieurs docteurs n'avaient pu lui procurer de soulagement. Je demandai et appliquai, sur les parties malades, le remède de M. Brocard : vingt-quatre heures après elle éprouvait déjà un grand soulagement, et, au bout de douze jours, elle était bien guérie. Ce que j'affirme sincère, au Châtelet, le 24 août 1838. — Signé : Béliard. — Vu pour légalisation, etc.

Je soussigné, Bruchon, propriétaire et électeur à Goux, certifie : que mon épouse ayant été atteinte plusieurs fois de rhumatisme articulaire général, elle a vainement employé les remèdes prescrits par les meilleurs médecins du pays. En 1835 elle en fut atteinte de nouveau : j'employai le topique de M. Brocard ; après huit jours de son application elle fut entièrement guérie et elle n'a point ressenti ses douleurs depuis. Fait à Goux, le 21 août 1838. — Signé : Bruchon. — Vu pour légalisation, etc.

Je soussigné, Maitreugue, propriétaire et électeur à Goux, certifie qu'ayant été atteint plusieurs fois de rhumatisme, j'avais inutilement essayé les remèdes des docteurs les plus accrédités de nos contrées. En 1836, j'en fus atteint derechef et m'adressai à M. Brocard, qui, en quatre jours, me guérit solidement, puisque je n'ai rien éprouvé depuis. J'ajoute que je sais que beaucoup de rhumatisants de nos contrées ont fait usage du même remède et ont obtenu des guérisons aussi satisfaisantes. Ce qui est l'exacte vérité. — Signé : D. Maitreugue. — Vu pour légalisation, etc.

Je soussigné, Bercaille, greffier de la justice de paix de Morteau, déclare, pour rendre hommage à la vérité, que, depuis environ vingt ans, je souffrais continuellement de rhumatisme aux reins, à un tel degré que j'étais parfois comme paralysé par les douleurs aiguës que j'éprouvais, notamment l'année dernière et la précédente, malgré les soins et les remèdes que j'ai employés sur l'avis des docteurs en médecine et officiers de santé que j'ai consultés. Dans le courant de septembre dernier j'appliquai sur les parties souffrantes du topique de M. Brocard ; huit jours après je ne ressentis presque plus de douleurs et suis parfaitement guéri maintenant. Ce 2 janvier 1838. — Signé : Bercaille, greffier. — Vu pour légalisation, etc.

Je soussigné, Philippe Moyse, propriétaire d'usine et mécanicien à Derrière-le-Mont, déclare avoir été atteint de rhumatisme articulaire dans les épaules ; les médecins n'ayant pu me soulager pendant deux ans, M. Brocard m'a très-bien guéri en six jours, au vu et au su de tous les habitants. Fait le 25 août 1838. — Signé : Philippe Moyse. — Vu pour légalisation, etc.

Je soussigné, J.-M. Cressier, propriétaire d'usine, déclare, pour rendre hommage à la vérité, que, depuis seize ans, j'éprouvais de cruelles douleurs rhumatismales dans les articulations des bras et des épaules, que tous les remèdes des médecins n'avaient pu calmer, tandis que celui de M. Brocard les a expulsées en huit jours. Certifié, à la Ville-du-Pont, le 20 juin 1837.—Signé : J.-M. Cressier. — Vu pour légalisation, etc.

Je soussigné, C.-E. Faivre, propriétaire, rentier, aux Combes, certifie sur l'honneur que, le 23 juin dernier, je fus atteint d'une sciatique si forte et si douloureuse, qu'il m'était impossible de faire aucun mouvement. Traité pendant un mois par le docteur de la localité, au lieu de diminuer, mes douleurs augmentaient. Le 24 juillet, désespérant de pouvoir me sauver, le docteur me conseilla l'usage du topique de M. Brocard et l'envoya m'en faire l'application ; vingt-quatre heures après je fus bien soulagé, et huit jours plus tard ma guérison était complète. Certifié, à la Combe, le 10 août 1838.—Signé : C.-E. Faivre. — Vu pour légalisation, etc.

Je soussigné, Vadant, garde de police à Morteau, déclare que, depuis passé quatre ans, j'éprouvais de fortes douleurs rhumatismales dans les épaules sans avoir pu me procurer de soulagement en employant les moyens que m'indiquaient les médecins, lorsqu'en avril dernier je fis l'application du topique de M. Brocard qui m'en débarrassa complètement en douze jours, sans que dès lors j'aie éprouvé de douleurs semblables. Morteau, ce 12 août 1838. — Signé : Vadant.— Vu pour légalisation, etc.

Je soussigné, Dumant, restaurateur à Besançon, déclare que, depuis 1834, j'ai constamment et cruellement souffert de douleurs rhumatismales dans la jambe et la cuisse droites ; malgré les soins et remèdes employés par les meilleurs médecins de la ville, je n'avais pu être soulagé. En septembre 1837, M. Brocard m'a très-bien guéri en quelques jours ; dès lors je n'ai plus éprouvé de douleur. Ce que j'affirme exact, ce 23 août 1838. — Signé : Dumant. — Vu pour légalisation, etc.

Je soussigné, F.-C. Cressier, propriétaire et entrepreneur de bâtiments à la Ville-du-Pont, déclare et certifie que, depuis 1817 à 1836, j'ai souffert continuellement des douleurs inouïes dans la hanche droite ; que plusieurs docteurs m'ont traité sans m'apporter le moindre soulagement. En 1836, j'allai près de M. Brocard, qui me guérit parfaitement en 12 jours. Depuis ce temps, je n'ai pas éprouvé la plus petite douleur. A la Ville-du-Pont, le 20 juin 1838. — Signé : F.-C. Cressier. — Vu pour légalisation, etc.

Je soussigné, Renobert Roussel, propriétaire, rentier, aux Gras, certifie qu'en 1836 M. Brocard, m'a très-bien guéri un genou affecté de rhumatisme depuis 12 ans. Ce que j'atteste sincère et véritable. — Signé : Renobert Roussel. — Vu pour légalisation, etc.

Je soussigné, J.-B. Caille, rentier à Morteau, certifie sur l'honneur que, depuis 1829 à 1836, j'ai affreusement souffert d'un rhumatisme dans les reins, qu'aucun docteur n'avait pu calmer ; cependant, M. Brocard m'a radicalement guéri en 12 jours, et je n'ai point éprouvé de douleur depuis ; ce que j'affirme sincère. Ce 30 juillet 1838. — Signé : J.-B. Caille. — Vu pour légalisation, etc.

Je soussigné, J.-B. Villain, boucher à Aubonne, déclare que depuis 1832 j'étais atteint de rhumatisme dans la cuisse gauche. Les médecins n'avaient pu me procurer d'amélioration sensible jusqu'en octobre 1836, alors j'appliquai, sur le point douloureux, du topique de M. Brocard ; huit jours après j'étais parfaitement guéri. Ce 20 août 1838. — Signé : J.-B. Villain. — Vu pour légalisation, etc.

Je soussigné, Fergeux Roussel, rentier aux Gras, déclare qu'en 1838 j'ai été guéri par M. Brocard, en huit jours, d'un rhumatisme que j'avais dans les articulations des pieds, des jambes et des hanches ; ce que n'avaient pu faire les docteurs en dix-sept années. — Signé : Roussel. — Vu pour légalisation, etc.

Je soussignée, Rosalie Cattet, déclare que, depuis 1830, j'ai considérablement souffert d'un rhumatisme dans la jambe droite, ne pouvant me mouvoir sans bâton ; les docteurs qui m'ont traitée n'ont pu me procurer qu'un peu de soulagement jusqu'en 1836 : alors j'appliquai sur les parties malades deux emplâtres du topique de M. Brocard ; huit ou dix jours après, je marchais librement, les douleurs avaient disparu. Ce que j'atteste sincère, ce 21 juin 1838. — Signé : Rosalie Cattet. — Vu pour légalisation, etc.

Je soussignée, Donatine Crevat, rentière à Montbenoît, déclare que, depuis 1819, j'ai été atteinte de rhumatisme à la hanche et à la cuisse droite, au point d'être alitée plusieurs fois. Tous les traitements connus n'avaient pu me soulager. En 1835, je m'adressai à M. Brocard qui m'a parfaitement guérie en quinze jours. J'éprouve le plus grand plaisir à lui donner cette déclaration que j'affirme sincère, ce 21 juin 1838. — Signé : Donatine Crevat. — Vu pour légalisation, etc.

Je soussignée, Reine Carrez, rentière, déclare que, depuis 1816, j'ai été affectée de rhumatisme à l'épaule droite, au point de ne pouvoir travailler ; plusieurs docteurs n'avaient pu calmer mes douleurs. Je m'adressai à M. Brocard pour avoir de son excellent topique que j'appliquai sur les points souffrants ; quinze jours après j'étais très-bien guérie et n'ai point éprouvé de douleur depuis ce temps. Je me fais un véritable plaisir de lui donner cette sincère déclaration. Ce 21 juin 1838. — Signé : Reine Carrez. — Vu pour légalisation, etc.

Je soussigné, Carrez, propriétaire à Montbenoît, certifie que, depuis 1824, j'ai horriblement souffert de douleurs rhumatismales dans la hanche et le genou gauches ; j'étais comme paralysé ; les docteurs qui m'ont soigné n'ont jamais pu me procurer que de faibles soulagements. Ce n'est qu'en 1836 que j'appliquai du topique de M. Brocard ; huit ou dix jours après je marchais librement et ne ressentais et n'ai point ressenti de douleur depuis. Ce 21 juin 1838. — Signé : Carrez. — Vu pour légalisation, etc.

Je soussignée, Julie Cressier, rentière, déclare qu'en 1835 je fus affligée d'une sciatique qui me fit éprouver des douleurs inouïes pendant quarante jours. Malgré les soins empressés des médecins, mes souffrances augmentaient au lieu de diminuer. Alors M. Brocard me guérit en huit jours, au grand étonnement des médecins.

Ce que je certifie sincère, le 10 juin 1838. — Signé : Julie Cressier. — Vu pour légalisation, etc.

Je soussignée, veuve Faivre, née Crevat, déclare que, depuis 1812, j'étais affectée de rhumatisme au bras droit ; les douleurs m'empêchaient tout mouvement, je ne pouvais aucunement m'en servir ; les médecins n'avaient pu me soulager jusqu'en 1836, époque à laquelle M. Brocard me guérit parfaitement en dix jours ; dès lors je n'ai pas ressenti la plus petite douleur. Ce que j'atteste sincère, le 21 juin 1838.—Signé : Crevat.—Vu pour légalisation, etc.

Les attestations que nous venons de soumettre à nos lecteurs étant d'une époque déjà éloignée, nous avons cru nécessaire de leur mettre sous les yeux un certain nombre d'expériences, nous aurions dû dire de guérisons obtenues en 1854, 1855 et 1856.

Les renseignements leur étant plus faciles, leur religion sera sûre d'être mieux éclairée.

M. A. B., — rentrant chez lui par une nuit obscure, le 14 septembre 1853, alla heurter son sein gauche contre un timon de voiture ; il éprouva aussitôt, dans toute la région thoracique, des douleurs violentes. On employa les sangsues et les vésicatoires sans succès satisfaisant. Le malade étant à bout de forces et les médecins de son pays à bout de moyens, en désespoir de cause on essaya le topique Brocard, etc. Trois applications successives suffirent pour le guérir radicalement ; il n'a pas éprouvé la plus légère douleur depuis.

Le 8 novembre 1854, en traversant le Pont-Neuf, il fut frappé sur le côté droit de la poitrine par le timon d'une voiture de place lancée au grand trot. Le médecin appelé pour cette nouvelle et grave maladie voulut le soumettre au traitement qu'il avait subi une année avant pour une cause identique. « Non, dit M. B., au médecin, le topique Brocard m'a déjà guéri dans des positions aussi graves et en moins de temps que les vésicatoires, j'y aurai recours de nouveau. » Bien lui en prit, car en quelques semaines il fut guéri par deux applications.

M. CRÉPIN, Grand'Rue, à Belleville, — reçut, le 3 juin 1855, dans le haut de la cuisse droite, un coup de pied de cheval dont la violence le renversa.

Ses médecins, après avoir infructueusement épuisé toutes les ressources de l'art, déclarèrent que l'amputation de la cuisse était de la dernière nécessité. Une personne présente à cette consultation proposa, avant que d'en venir à cette extrémité, l'emploi du topique Brocard.... Quelques applications ont suffi pour guérir M. Crépin et le mettre dans l'état de marcher parfaitement.

Mme HINCK, à Pantin, — vint, le 3 janvier 1855, nous consulter. Elle déclara être affectée, depuis 7 ans, de douleurs rhumatismales et névralgiques dans le thorax, la tête, les épaules, les bras, et de bourdonnements dans les oreilles, ainsi que de battements de cœur insupportables.

Pendant longtemps elle endura avec patience et inutilement les traitements qui lui furent conseillés par plusieurs médecins renommés.

Quelques semaines de notre médication lui firent éprouver un mieux notable ; aussi, ne doutant plus de sa guérison, elle persévéra, et après quelques mois, sa santé fut très-satisfaisante.

M. JUILLIARD, rue du Pont-Louis-Philippe, 22, — était affecté, depuis 30 mois, de rhumatisme chronique et jugé incurable, dans les muscles et les articulations du membre thoracique gauche, plus deux doigts étaient paralysés et deux autres ankylosés. Il ne pouvait par conséquent se servir aucunement du bras qui était malade.

Traité infructueusement dans les hôpitaux de l'Hôtel-Dieu, de Saint-Louis et de la Pitié, il vint nous voir le 7 janvier 1855. Nous lui fîmes des applications du topique Brocard ; ses douleurs diminuèrent sensiblement ; la force et la mobilité du membre revinrent peu à peu. Après trois mois de traitement, il put reprendre ses travaux. Ce résultat dépassait toute prévision.

M. ABRASSARD, rue de l'Église, au Gros-Caillou, — nous appela le 12 janvier 1855 ; il était atteint, depuis plusieurs années, de rhumatisme chronique sur toute l'étendue des parois thoraciques. Les douleurs formaient une ceinture enveloppant le corps, des hanches aux épaules. Il avait inutilement suivi les traitements indiqués par plusieurs médecins. Sa santé et ses forces s'épuisaient.

Il se soumit à notre méthode ; trois semaines après, il put reprendre ses travaux.

M. BEDOUCHE, maçon, rue Oblin, 1, — en venant nous voir, le 14 janvier 1855, nous dit qu'il était affecté d'un lumbago chronique, s'étendant dans les hanches et le ventre. Les douleurs étaient grandes et empêchaient tout mouvement de flexion ou de torsion ; enfin, tout travail lui était impossible.

Traité pendant deux ans et demi dans divers hôpitaux de Paris, sans aucun succès, les médecins lui ayant unanimement déclaré que sa maladie était malheureusement incurable. Nous lui fîmes, quand il nous demanda, une simple application du topique Brocard : sa guérison dura vingt jours à obtenir.

M. TRUSSY, architecte-vérificateur et ingénieur civil, rue Folie-Méricourt, 8. — était affecté, depuis quatre ans, de douleurs extrêmement compliquées :

1° Une sciatique s'étendant de la hanche au pied ;

2° Des douleurs rhumatismales dans les épaules et les parois thoraciques ;

3° Un lumbago occupant la colonne vertébrale.

Les muscles de cette partie du corps avaient été si fortement frappés et étaient tellement contractés, que le corps formait le demi-cercle ; une simple intention de se redresser était suivie de douleurs très-vives. Tous les moyens connus avaient été mis en usage.

Vingt jours après la première application du topique Brocard, il sentit sa santé s'améliorer, et dix jours après il put reprendre son travail.

M. P. B., commandant de gendarmerie en retraite, rue du Cherche-Midi, 42,

— était affecté, depuis longtemps, d'un rhumatisme dans l'articulation de l'épaule droite et dans les muscles du bras. Les mouvements étaient impossibles. Il avait essayé de tout sans succès ; il désespérait.

Une seule application du topique Brocard, faite le 12 mars 1835, le guérit complétement.

M. FAIVRE, âgé de soixante-sept ans, rue de Poitou, 3, — depuis six ou sept ans, souffrait considérablement de douleurs rhumatismales dans les reins, les hanches et les cuisses ; il lui était impossible de rester debout, ni de marcher, même à l'aide d'un bâton. Malgré les traitements nombreux qu'il avait subis, les douleurs avaient été croissant.

Le 22 mars 1855, un emplâtre du topique Brocard, appliqué sur les endroits malades, lui procura, en dix-huit ou vingt jours, une guérison plus que satisfaisante.

M. D. H., capitaine de la garde impériale. — Ce brave officier était affecté d'un torticolis qui, depuis longtemps, lui rendait douloureux tous les mouvements du cou ; cependant, il avait employé bien des moyens, spécialement des bains de vapeur, mais sans résultat. Ses douleurs étaient insupportables, surtout la nuit.

On lui posa un emplâtre du topique Brocard, le 14 mai 1855 ; quelques jours après les douleurs disparurent, et le cou reprit toute sa mobilité.

M. V., capitaine des guides impériaux. — Cet officier avait été mis en non-activité pour une affection rhumatismale chronique dans l'épaule et le bras gauches. L'ankylose et l'atrophie étaient à craindre, en raison qu'aucun mouvement de ses membres n'était possible. Les douleurs étaient intenses et avaient résisté à tous les traitements imaginables.

Le 20 juin 1855, on lui fit une application du topique Brocard, sur l'épaule et le bras.

Quinze jours après, il ne souffrait presque plus ; la mobilité du membre était en partie revenue, et il sollicitait sa mise en activité de service.

M. M., fabricant, — était affecté, depuis six ans, d'un lumbago chronique. Les douleurs étaient continues et formaient une ceinture souvent insupportable. Il avait essayé de tout sans résultat.

Le 24 juillet 1855, on posa un emplâtre du topique Brocard, qui lui procura en quelques semaines une complète guérison.

Mlle de SAINT-R., — vint nous visiter le 11 septembre 1855 ; elle était affectée d'un rhumatisme articulaire aigu ; les douleurs étaient si intenses, qu'elles arrachaient souvent des cris involontaires à la malade.

A la première friction faite avec le topique Brocard, les douleurs cessèrent comme par enchantement ; la malade persévéra et fut promptement guérie.

Mlle B., — âgée de vingt-cinq ans, éprouvait, depuis quelque temps, des douleurs dans la région thoracique ; elle en était d'autant plus effrayée, que sa sœur était morte phthisique dix-huit mois auparavant ; son médecin lui assorait cependant (pour la rassurer) que ses douleurs n'étaient que rhumatismales, mais elle n'y croyait pas.

Sous l'influence des applications faites avec le topique Brocard, le 12 septembre 1855 et les mois suivants, elle sentit ses points de côté et ses douleurs diminuer progressivement, jusqu'à une guérison qui lui procura une satisfaction plus facile à comprendre qu'à décrire.

M. D'O., — âgé de trente-deux ans, affecté d'une phthisie pulmonaire désignée au dernier degré, éprouvait, dans la région thoracique, des douleurs et des points de côté qui l'effrayaient. Ses médecins, ses parents et amis ne le considéraient que comme un cadavre anticipé, pour nous servir de leur expression.

En désespoir de cause, le 7 juillet 1855, il désira essayer quelques applications du topique Brocard; après trois ou quatre mois d'applications successives, les points et les douleurs avaient progressivement cessé; la respiration était tellement libre, que son principal médecin, l'honorable M. P., membre de l'Académie et professeur, en fut si étonné, qu'il déclara hautement que les poumons du malade étaient aussi sains que possible, et qu'avec des soins hygiéniques conformes à sa position il pourrait facilement être sauvé.

M. A.-B. du D., — après trois attaques d'apoplexie, éprouvait des douleurs de tête et des étourdissements qui lui donnaient de vives appréhensions. Il cessa l'usage des sangsues et des saignées employées par les médecins consultants, qui épuisaient ses forces et sa santé, sans lui éviter les récidives; quelques applications du topique Brocard ont tellement amélioré sa santé, qu'il n'a recours qu'à cette médication maintenant et à de très-rares intervalles.

M. J. RENTIER, — affecté de rhumatismes ambulants (erratiques) sur toutes les parties du corps, avait eu déjà une attaque d'apoplexie; il éprouvait des douleurs dans la tête et des étourdissements qui lui donnaient de sérieuses inquiétudes, ainsi qu'à sa famille.

On lui fit, le 20 septembre 1855, une application du topique Brocard sur le cou, et successivement deux autres, qui firent disparaître les douleurs de la tête et les étourdissements. On lui fit, en outre, des frictions sur les autres points douloureux, qui furent également couronnées de succès.

M. B., rue Saint-Bernard Saint-Antoine, — souffrait considérablement, depuis vingt-sept ans, d'une sciatique. Les douleurs étaient vives, les mouvements limités et très-difficiles. Il avait inutilement essayé de tout, spécialement du magnétisme.

Le 30 novembre 1855, il commença les applications du topique Brocard, et fut parfaitement guéri en quelques mois.

M. V., chef du bureau des omnibus à Paris, — souffrait, depuis quelques jours, d'un rhumatisme aigu dans les articulations et les muscles de l'épaule et du bras gauches; il s'adressa à nous, le 30 novembre 1855, et nous dit que déjà il avait éprouvé, trois mois auparavant, la même maladie, qui l'avait forcé à garder le lit pendant quelques mois, malgré les traitements variés de ses médecins.

Sous l'influence des frictions faites avec le topique Brocard, il put se guérir en quelques jours, sans quitter aucunement son service. Nous aurions beaucoup de faits semblables à citer, s'il nous était permis de nommer les malades soignés par nous.

Mme M., rentière, rue Taitbout, 77, à Paris, — depuis dix ans souffrait horriblement d'une névralgie sciatique ; elle avait consulté bien des médecins , sans éprouver de soulagement ; ses douleurs, au contraire, avaient continuellement augmenté, au point que, depuis trois ans et demi, elle ne pouvait quitter son appartement, et ne sortait même de son lit que très-rarement et pendant qu'on le faisait seulement.

A la première friction faite avec le topique Brocard, le 30 janvier 1856, les douleurs disparurent comme par enchantement ; elle en continua l'emploi pendant quelques semaines, et les douleurs ne reparurent plus.

Mme W. D., à Paris, — le 29 mars 1856, nous annonça qu'elle éprouvait des douleurs névralgiques atroces dans tout le membre thoracique gauche. Une large friction avec le topique Brocard paralysa les douleurs en quelques minutes ; ces frictions ayant été répétées pendant huit jours, Mme D. fut parfaitement guérie.

M. M., rentier, quai des Ormes, 40, — souffrait, depuis plusieurs jours, d'un rhumatisme articulaire aigu. Les douleurs étaient vives, continues, et avaient résisté aux moyens ordinaires. La chaleur du lit les augmentait tellement qu'il était obligé de passer les nuits dans un fauteuil.

Dans la soirée du 7 avril 1856, à l'heure même où les douleurs augmentaient considérablement d'intensité, une large friction du topique Brocard fut faite sur les points douloureux.

La nuit, le malade reposa parfaitement. On continua les frictions, et les douleurs diminuèrent si promptement, que le septième jour le malade, ne souffrant plus, se mit en route pour la Normandie.

M. B., négociant, rue d'Argenteuil, — anéanti, depuis des années, par des douleurs lombaires qui avaient résisté à tous les moyens préconisés par nos sommités médicales, vint nous trouver le 7 avril 1856. Trois applications successives du topique Brocard, à quinze ou vingt jours d'intervalle, lui rendirent les mouvements libres et le débarrassèrent complétement de ses douleurs.

Mme CLAUSSON, rue de Limoges, 5, — était cruellement tourmentée, depuis quarante jours, par des douleurs rhumatismales qui avaient pris naissance dans l'articulation de la hanche gauche, et avaient envahi celles du genou et du pied. On lui avait appliqué des sangsues et six larges vésicatoires. Sous l'influence de cette médication, les douleurs avaient tellement augmenté, que la malade criait et pleurait jour et nuit. Depuis vingt-quatre ou vingt-cinq jours, la jambe était placée dans une gouttière, car le plus léger mouvement lui rendait les douleurs insupportables. Les médecins avaient déclaré au mari que Mme Cl. avait une tumeur blanche au genou, que cette maladie était fort grave, etc., etc., etc. En effet, le genou de cette malade présentait tous les signes pathognomoniques d'une tumeur blanche. Alors, un de nos anciens clients lui conseilla l'emploi de notre topique.

Le 14 avril 1856, on pratiqua donc avec beaucoup de peine, sur les points douloureux, de légères frictions. Dès ce moment, la malade fut considérablement soulagée ; les douleurs ne reparurent qu'à de rares intervalles, et la sensibilité cessa presque complétement.

Le 30 avril, on retira la gouttière, les mouvements étaient libres ;

Le 10 mai, la malade se promenait dans son appartement ;

Le 30 juin, sa santé était satisfaisante et dépassait toute espérance possible.

M. M. D'H , — écrivait à M. Brocard, le 18 juin 1856 : Mon neveu, officier supérieur à ......, souffre cruellement d'un rhumatisme dans les genoux, depuis un mois, sans que les médecins qui l'entourent aient pu le soulager ; veuillez lui envoyer, le plus promptement possible, de votre excellent topique, qui a si bien guéri mon ami B. (du Doubs).

Quelques jours après, l'honorable officier supérieur écrivait à M. Brocard que son topique l'avait parfaitement guéri en quatre jours.

Le 25 mars 1856, M. Cler, chef d'équipe à l'entrepôt des Batignolles, demeurant avenue de Clichy, 87, vint nous prier d'apporter quelque soulagement à la position de sa femme, qui souffrait de rhumatismes très-intenses dans toutes les articulations, au point qu'aucun genre de flexion ne lui était possible ; elle avait, pendant six mois, été traitée à l'hospice Beaujon et ailleurs. Quelques frictions avec le topique Brocard suffirent pour la guérir. Depuis le 10 mai 1856, cette jeune femme n'a pas ressenti la moindre douleur.

Nous pourrions citer encore bien d'autres observations de guérison de rhumatismes de toute nature; mais en les multipliant davantage, notre travail ne serait ni plus complet, ni plus probant ; d'ailleurs notre but n'a jamais été de donner une liste détaillée et nombreuse des malades traités par nous. Nous nous bornerons donc à rappeler, et nous ne pouvons trop insister sur ce point capital : que tous les faits rapportés dans ce petit opuscule ont un caractère d'authenticité et d'autorité incontestables, qu'ils ont eu pour témoins une multitude de médecins et d'élèves des hôpitaux. Partant, dix exemples bien constatés comme maladie, et bien avérés comme guérison en valent cent et mille.

Nous n'avons pas voulu non plus faire un ouvrage didactique sur le rhumatisme, qui n'eût été d'aucune utilité aux malades. Nous avons eu seulement en vue de prouver que, contrairement à l'opinion généralement admise, la guérison du rhumatisme aigu ou chronique était possible, même parfois aussi facile que celle de bien des maladies ordinaires peu graves ; que les médecins de la Salpêtrière et de l'Hôtel-Dieu de Paris, désignés à cet effet, avaient suivi et constaté les résultats prodigieux de notre méthode de traitement, dans un travail que nous avons fait connaître et qui a été lu à l'Académie impériale de médecine par un de ses membres, après quoi ce nouveau procédé a été jugé digne d'un Brevet d'invention qu'on nous a accordé. En un mot, nous ne nous sommes appuyé que sur l'autorité de la science et sur des expérimentations publiquement faites pour proclamer l'efficacité et la supériorité du topique Brocard dans les affections rhumatismales, même les plus anciennes, les plus invétérées et les plus opiniâtres.

A l'instant nous venons de recevoir une lettre si louangeuse, que nous avons beaucoup hésité à la publier, et nous n'avons pris cette décision que pour prouver à nos lecteurs la vérité de nos assertions :

« 16 avril 1857.

« Monsieur,

« Après avoir passé plus de trenteannées dans des tortures qui ne sont connues que des personnes affectées de rhumatismes, après avoir consulté bien des médecins éclairés et *dévoués*, sans pouvoir obtenir aucun soulagement,.... jugez de mon bonheur en vous annonçant que peu de temps après l'application de votre topique, j'ai éprouvé un bien-être extraordinaire, et qu'aujourd'hui, vingt-deuxième jour de votre traitement, je ne ressens en rien mes douleurs ; je n'en ai pas même éprouvé le plus léger symptôme malgré les variations atmosphériques.

« Un résultat pareil vous fait ma reconnaissance acquise, et je croirais manquer aux devoirs que prescrit l'humanité, si je ne vous laissais pas le droit de publier ma lettre.

« Recevez l'assurance de l'affection et de la reconnaissance de votre dévoué serviteur,

« S......

« *Commis principal à l'Administration des domaines.* »

Paris. — Typ. Bailly, Divry et C⁰, place de la Sorbonne, 2